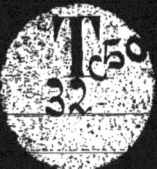

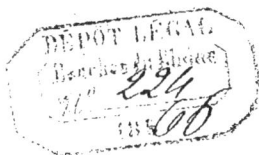

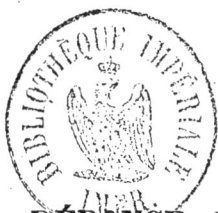

RÉPONSE A M. DE BOUREUILLE

AU SUJET DE LA QUESTION DES QUARANTAINES

RÉPONSE A M. DE BOUREUILLE

AU SUJET DE LA QUESTION

DES

QUARANTAINES

PAR

G. AUDIFFRENT

Docteur eu Médecine

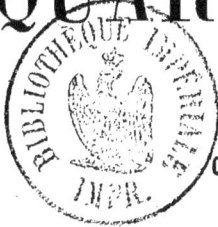

~~◇~~

MARSEILLE

CAMOIN, LIBRAIRE, RUE CANNEBIÈRE, 1

—

AOUT 1866

RÉPONSE

A M. DE BOUREUILLE

AU SUJET DE LA QUESTION DES QUARANTAINES

—⁓⊶⊷⊶⁓—

Dans la séance du Corps Législatif du 30 juin dernier, notre honorable député , M. Marie, justement alarmé , pour la ville de Marseille , de l'apparition du choléra dans une localité voisine, se crut autorisé à demander au commissaire du gouvernement , M. de Boureuille, quelques éclaircissements sur les mesures prises ou à prendre par le Ministre des travaux publics , en vue de préserver notre cité d'une nouvelle invasion de cette terrible maladie. M. de Boureuille , plein de confiance dans les dispositions sanitaires adoptées par le gouvernement , s'efforça de rassurer nos populations en la personne de leur représentant ; malheureusement l'évènement n'a pas justifié sa confiance, et la ville de Marseille traverse une nouvelle épidémie dont personne ne saurait encore fixer ni la durée ni l'intensité. Nous n'avons aucune intention de faire un reproche au commissaire gouvernemental d'avoir trop espéré de l'avenir, mais certains points de doctrines développés par lui avec une autorité toute magistrale, et affirmés de façon à bannir le doute de tous les esprits et à n'admettre aucune contestation sur l'excellence des dispositions adoptées par la commission sanitaire, nous paraissent pleins de dangers pour l'avenir. Aussi, croyons nous qu'il est de notre devoir de médecin et de citoyen de discuter les affirmations de M. de Boureuille, et de signaler, au gouvernement lui-même et au public, des erreurs, dont, tôt ou tard, nos populations maritimes subiraient les premières les tristes effets.

On est en général peu surpris d'entendre les médecins affirmer les choses les plus contradictoires entre elles; aussi, quoiqu'on les consulte souvent, s'effraie-t-on assez peu de leurs arrêts. Si les médecins étaient plus prudents et plus jaloux de leur autorité, ils s'abstiendraient davantage de se prononcer en des matières où la complexité des phénomènes interdit toute prévision rationnelle. Leurs opinions ne deviennent dignes de considération que lorsqu'elles reposent sur un ensemble de faits, parfaitement établi par des témoignages renouvelés, dont la succession constitue la tradition médicale. En médecine, comme dans l'exercice de tous les arts, il n'est point d'opinion possible avant qu'on ait consulté les faits ; la théorie, toujours abstraite par sa nature, ne peut donner que des présomptions. Lorsqu'une maladie est nouvelle, il faut toujours un certain temps pour en déterminer la nature ; il faut pour cela que chaque praticien apporte sa part d'expérience et d'observation. Aussi, doit-on considérer comme un acte de haute sagesse la convocation, due à l'initiative du gouvernement français, d'un Congrès médical dans les lieux mêmes que le fléau asiatique semble visiter de préférence. Le concours des praticiens occidentaux et orientaux les plus recommandables, par une expérience acquise sous diverses latitudes, là où l'épidémie cholérique a pris naissance, aussi bien que dans les différentes contrées qu'elle a ravagées, ne pouvait que fournir de précieuses indications sur son origine, son mode de propagation et sa dissémination.

Après avoir attentivement étudié le précieux rapport, où la commission internationale a consigné les observations de chacun de ses membres et formulé ses ré-

ponses aux diverses questions qui lui furent posées,
nous osons déclarer qu'elle a réalisé tout ce qu'on pouvait rigoureusement attendre d'elle et que ses conclusions
sont de nature non-seulement à nous éclairer sur la
marche du fléau du XIXe siècle, mais encore à nous fixer
sur les moyens propres à en limiter les progrès. Qu'il
nous soit permis en passant de rendre un juste hommage
à ces praticiens éclairés, chez lesquels nous avons été
heureux de retrouver et l'esprit d'observation qui doit
caractériser tout vrai médecin, et de vieilles traditions
médicales désormais méconnues ou oubliées par la
plupart des médecins issus des écoles actuelles.

Le rapport de la Commission sanitaire internationale
constitue pour nous le seul document sur lequel on
doive s'appuyer pour la solution des diverses questions
d'intérêt public que soulève en ce moment l'invasion du
choléra asiatique. C'est en nous appuyant sur les conclusions de ce nouveau code médical, en fait de choléra,
que nous entendons combattre les affirmations du commissaire du gouvernement, en abdiquant d'ailleurs toute
opinion personnelle.

En réponse à M. Marie, M. de Boureuille veut établir
d'abord, nous reproduisons ses propres paroles, « que
« le gouvernement n'a pas renoncé aux quarantaines.

« En 1865, dit-il, en vertu de réglements déjà anciens,
« il a appliqué pour le littoral de la Méditerranée , non
« plus des *quarantaines inintelligentes* , comme celles
« qui étaient prescrites en vertu de la loi de 1822 et du
« règlement sanitaire de la même année, mais une qua-
« rantaine sagement réglée , se modifiant suivant les cir-
« constances , et je ne crains pas de dire que *les résul-*
« *tats de cette application ont été satisfaisants.*

« Le règlement qui régit aujourd'hui la police sani-
« taire et qui a remplacé celui de 1822 remonte à l'année
« 1850 et il est dû à l'initiative de l'honorable et sa-
« vant M. Dumas , alors ministre du commerce.

« Avant cette époque et quand il s'agissait surtout de
« la peste d'Orient , l'obligation des quarantaines était
« absolue pour toutes les provenances de pays où la ma-
« ladie était considérée comme endémique, quel que fût
« l'état sanitaire de ce pays.

« Un pareil système avec le développement du com-
« merce et de la civilisation , ne pouvait être imposé
« plus longtemps aux négociants et aux voyageurs. Et
« ne voit-on pas, d'ailleurs, qu'avec un grand nombre
« d'arrivages simultanés venant des pays infectés il pou-
« vait résulter, de l'accumulation seule du personnel et
« des marchandises dans un lazaret restreint, que la ma-

« ladie se développât avec intensité et se répandît au
« dehors ?

   « C'est contre ce système *inintelligent*, je le répète,
« qu'on a réagi avec raison en 1850. Au lieu de placer
« l'observation au point d'arrivée., on la transporte au
« point de départ , on a établi des médecins à postes
« fixes aux lieux où le fléau prend naissance, et par là
« prévenu toujours à temps, le gouvernement peut pren-
« dre les mesures de précaution nécessaires.

   « Je dois dire, au surplus, que depuis que ces mesures
« ont été prises , la peste d'Orient, par une singulière
« coïncidence, a disparu. On a bien, il y a quelques an-
« nées , signalé son apparition en Asie-Mineure , à
« Beuzayn, mais cette apparition a été de courte durée.

   « Les mêmes principes s'appliquent à la fièvre jaune
« et au choléra indien , avec quelques différences seu-
« lement dans la durée des quarantaines. »

Il nous serait pénible d'abord d'avoir à supposer que
les médecins établis par le gouvernement, à poste fixe,
aux lieux où le fléau prend naissance, puissent obéir à
d'autres lois qu'à celles de leur devoir et de leur con-
science. Aussi, écartons-nous cette supposition. Mais on
nous autorisera à les croire exposés à l'erreur, et dès lors
le salut d'une cité, d'une nation entière se trouvera placé

sous la dépendance directe d'un fonctionnaire, fort recommandable, sans doute, mais comme tout ce qui émane de l'humaine nature, susceptible de se tromper. Nous sommes surpris que cette réflexion, qui nous paraît suffisante à elle seule pour infirmer le réglement qui régit la police sanitaire depuis l'année 1850, n'ait pas été faite par ses promoteurs, parmi lesquels nous apercevons un savant de premier ordre, ravi malheureusement par la politique à la science. Nous citerons bientôt un fait qui a été de notre part l'objet d'une enquête minutieuse et qui montrera combien d'erreurs ont pu être commises depuis la promulgation de la loi de 1850, de la part même des médecins les plus expérimentés. D'ailleurs, en supposant un agent sanitaire à poste fixe, infaillible en ce qui concerne la constatation des maladies épidémiques, lui supposera-t-on aussi la faculté de discerner ces maladies à l'état d'incubation? N'exposera-t-on pas dès lors le lieu d'arrivée d'un navire, malgré toutes les précautions, à recevoir une maladie qui pourra y faire explosion presqu'en même temps qu'au lieu de départ? Craintes chimériques, répondra-t-on, considérations purement théoriques. En ce qui concerne le choléra asiatique, je laisse parler la commission internationale.

Elle établit d'abord à l'unanimité des voix, que :
« l'homme atteint de choléra est, par lui-même, le prin-
« cipal agent propagateur de cette maladie, et un seul
« cholérique peut donner lieu au développement d'une
« épidémie. »

Elle ajoute encore : « On va plus loin : des auteurs
« d'une grande autorité (Pettenkofer, Hirsch, Griesinger)
« affirment et produisent des faits qui tendraient à prou-
« ver qu'un individu venant d'un foyer cholérique et
« atteint seulement de diarrhée, peut importer dans une
« localité saine et y propager le choléra. Un membre de
» la commission, M. le docteur Millingen, a produit plu-
« sieurs faits extraits d'un ouvrage sur le choléra, publié
« à Copenhague, en 1855, par le docteur Brika. La plu-
« part des faits cités sont fort intéressants et rendent la
« chose très probable ; mais ils n'ont pas toute la netteté
« nécessaire pour une démonstration rigoureuse.

« Un exemple bien probant, par le détail dont il est
« accompagné, est le fait rapporté dans la *Gazette médi-*
« *cale de Paris* (28 avril 1849), par le docteur Alexandre,
« et dont voici le résumé : il n'y avait à Hamel, commune
« rurale à 25 kilomètres d'Amiens, aucun indice de cho-
« léra, lorsque, le 4 avril, arrive dans ce village, venant
« de Paris où régnait le choléra, un soldat nommé Guil-

« bert, *atteint de diarrhée*. Il est reçu dans la maison
« paternelle, où il est alité pendant trois jours ; le qua-
« trième, il se rend à l'Hotel-Dieu d'Amiens. Ce même
« jour, André Guilbert, frère du militaire, est atteint de
« choléra foudroyant et meurt en douze heures. Cet
« homme n'habitait pas la maison paternelle ; mais il s'y
« était rendu plusieurs fois chaque jour depuis l'arrivée
« de son frère. La femme d'André Guilbert est prise, trois
« jours après la mort de son mari, de cholérine bientôt
« suivie de choléra et meurt le 16 avril. Guilbert père,
« qui, pendant le séjour de son fils le militaire, avait déjà
« éprouvé les symptômes d'une cholérine, est atteint de
« choléra le 11 et succombe le 15. Un autre fils de cet
« homme, âgé de 17 ans, et un enfant de 4 ans, fils
« d'André, sont affectés de cholérine et guérissent. Le
« père de la femme d'André, qui avait donné ses soins à
« son gendre et à sa fille, est atteint de choléra confirmé
« et guérit. Un enfant de 11 ans qui fréquentait la
« maison de Guilbert, et dont les parents avaient soigné
« André et sa femme, est frappé de choléra le 14 et meurt
« le lendemain. Quant au militaire qui était venu semer
« la maladie dans son village, il quitta l'hôpital au bout
« de quelques jours parfaitement guéri et sans qu'on
« y ait vu naître aucune affection analogue à la sienne.

*

« Le docteur Alexandre ajoute, avec beaucoup de raison,
« que ce fait prouve que la cholérine n'est autre chose
« que le choléra à un degré de gravité moindre.

« Ce fait est à coup sûr très concluant, et, ajouté aux
« cas plus ou moins analogues publiés, il donne une
« grande probabilité à l'opinion des auteurs qui admet-
« tent que la diarrhée prémonitoire, ou la cholérine,
« peut transmettre le choléra. »

Enfin, la commission conclut à l'unanimité que :
« certains faits tendent à prouver qu'un seul individu (à
« plus forte raison plusieurs) venant d'un lieu conta-
« miné, et souffrant de diarrhée, peut suffire à donner
« lieu au développement d'une épidémie cholérique, ou
« en d'autres termes, que la diarrhée dite prémonitoire
« peut transmettre le choléra. »

Puisqu'un seul individu affecté de cholérine peut
propager le choléra, et que, d'un autre côté, confor-
mément à l'opinion admise par tous les médecins, la
maladie débute, dans le plus grand nombre des cas, par
une diarrhée dite prémonitoire, il suffira qu'une seule
personne, en apparence pleine de santé, mais atteinte de
cette diarrhée, pénètre dans un lieu exempt de tout
indice de maladie, pour qu'elle y développe une épidémie dont les prodromes pourront pendant longtemps

rester inaperçus du médecin le plus zélé. Qu'un habi-
tant contaminé de ce lieu soit embarqué, n'ira-t-il pas
porter au loin les germes d'une maladie, dont l'explosion, au point d'arrivée, coïncidera en quelque sorte avec
sa manifestation au point de départ. Vainement répondra-t-on que la traversée suffit, surtout si elle est un peu
longue, pour dissiper le germe de la maladie, le fait suivant prouvera que, dans ces conditions, le navire peut
devenir un foyer d'infection, avant même que l'épidémie
y ait fait des victimes. « On a cité, en 1848, dit encore
« la commission de Constantinople, le fait de ce navire
« parti du Havre pour New-York, le 9 novembre, et à
« bord duquel le choléra ne se manifesta que le seiziè-
« me jour de la traversée. Quand ces émigrants, au
« nombre de 346, Allemands pour la plupart, s'embar-
« quèrent, le choléra ne régnait pas encore au Havre,
« mais plusieurs de ces individus arrivaient d'Allema-
« gne où la maladie existait. Il y eut parmi eux 19 at-
« taques et 7 morts. Il est à noter qu'ils transmirent le
« choléra à 13 personnes de l'île de Stalen, où se trou-
« vait placée la quarantaine. »

Qu'aurait fait un médecin sanitaire placé à poste fixe
au Havre ? Quelqu'intelligent et clairvoyant que vous le
supposiez, aurait-il refusé la patente nette aux 346

émigrants , qui venaient de fort loin , sans qu'aucun
signe apparent de maladie fût observé parmi eux et qui
auraient eu d'ailleurs, s'il s'en était manifesté, tout intérêt à le dissimuler. La maladie ne s'étant montrée qu'au
seizième jour de la traversée, que fût-il arrivé, si, au
douzième jour, on eût débarqué des passagers, encore
exempts de tous symptômes cholériques, sur un point
quelconque de la côte d'Espagne ou du Portugal?

Mais si les hommes peuvent transmettre les germes
de l'épidémie , et mettre en defaut la vigilance du médecin le plus expérimenté , qu'en sera-t-il des choses? La
commission conclut encore à l'unanimité : « que le cho-
« léra peut-être transporté par les effets à usage prove-
« nant d'un lieu infecté et spécialement par ceux qui
« ont servi aux cholériques ; et que même il résulte de
« certains faits que la maladie peut-être importée au
« loin par ces mêmes effets renfermés à l'abri du contact
« de l'air libre. »

En présence de tous ces faits, est-il encore permis de
conserver au réglement sanitaire de 1850 la qualifica-
tion d'intelligent que semble lui appliquer le commissaire du gouvernement, par opposition à celle d'inintelligent, dont il se sert pour flétrir les vieilles mesures,
auxquelles l'Europe entière a dû, pendant si longtemps,

d'être préservée d'un fléau non moins redoutable que celui du XIXe siècle.

M. de Boureuille craint, et ses craintes sont en partie partagées par la commission internationale, « qu'avec « un grand nombre d'arrivages simultanés venant de « pays infectés, il pouvait résulter, de l'accumulation seu- « le du personnel et des marchandises dans un lazaret « restreint, que la maladie se développât avec intensité « et se répandît au dehors. »

En ce qui concerne le développement de la maladie dans l'enceinte même d'un lazaret, la commission a prouvé par de nombreux faits, que rien n'était à redou- ter pour les quarantenaires; mais en supposant qu'on se décide à suivre les conseils du commissaire gouver- nemental et qu'on supprime les lazarets où l'accumu- lation des malades pourrait constituer un véritable dan- ger pour les lieux voisins, il ne s'abstient pas moins d'indiquer ce qu'il y aurait à faire en pareil cas. Aime-t-il mieux qu'on reçoive librement tous les nouveaux ve- nus, ou bien est-il d'avis qu'on doive s'opposer par la force à leur embarquement au lieu contaminé ? Lors- qu'une épidémie atteint ce degré exceptionnel d'intensité qui pousse les habitants d'une grande cité à fuir en grand nombre, le devoir, en pareil cas, consiste seulement à leur assurer un refuge, mais sans préjudice pour les populations voisines. Un campement convenable dans un lieu solitaire, dans une île suffisamment éloignées des côtes, est tout ce que l'humanité peut conseiller à leur égard.

Quoiqu'il nous paraisse parfaitement démontré que, quels que soient la capacité et le dévoûment que l'on prête aux médecins sanitaires préposés par le réglement de 1850 à la surveillance des épidémies, il est des circonstances où leur zèle et leur vigilance peuvent se trouver en défaut, nous croyons devoir citer encore un dernier fait dont l'authenticité peut être affirmée par plusieurs médecins recommandables de notre ville. Il ne peut que donner plus de force aux conclusions de la commission internationale, et montrer combien il est imprudent de faire émaner les mesures desquelles dépendent la sûreté d'une grande ville de l'appréciation d'une seule personne, alors même qu'on ne peut douter, surtout comme dans le cas présent, ni de son honorabilité ni de sa capacité.

Le jeudi 5 juillet 1866, le bateau à vapeur l'*Aréthuse*, des Messageries Impériales, venant d'Oran, entrait dans le port de Marseille, avec le pavillon de quarantaine. Ce bateau avait perdu un passager en mer, entre Valence et Marseille. Le médecin du bord, avait attribué la mort de ce passager, à une *fièvre pernicieuse*. Quelques heures après son arrivée, le bateau était admis en libre pratique. Que s'était-il passé pour déterminer l'admission si prompte de ce navire, alors que tout médecin sanitaire, après une épidémie et dans l'imminence d'une nouvelle, devait redouter une erreur de la part du médecin de la compagnie, erreur d'ailleurs que pouvait commettre tout praticien, quelque distingué qu'il fût? Le chef de l'Intendance sanitaire, s'est-il contenté de la déclaration de ce médecin ? ou bien en supposant qu'il ait témoigné quelques doutes, le ministre, juge suprême du différend a-t-il ordonné l'admission ? C'est ce qu'il ne nous a pas été donné de pénétrer. Un employé des Docks, dont nous pouvons indiquer le nom et la demeure, appelé par son service sur les quais, resta quelque temps au milieu des passagers de l'*Aréthuse*, admise en libre pratique; il put, à plusieurs reprises, toucher leurs vêtements, et assista à la visite de leurs bagages par la douane. Le lendemain vendredi, dans la journée, cet employé fut pris de diarrhée; le samedi, il put retourner à son travail ; le soir du même jour, la diarrhée apparut de nouveau, mais cette fois avec des vomissements et des crampes. Le médecin des Docks fut appelé et constata un cas de choléra confirmé ; le malade fut vu encore par deux autres médecins. Après une dizaine de jours de maladie, il entra en convalescence. Sa femme, qui le soigna pendant sa maladie, fut également prise de diarrhée et de vomissements.

Ce même malade, après avoir passé quelques heures, l'année dernière, au milieu des passagers du mémorable bateau la *Stella*, fut également pris de symptômes cholériques, mais qui n'eurent point de suites. Il faudrait admettre qu'il existe chez lui une susceptibilité particulière pour toute émanation cholérique ; ce qui n'est pas sans exemple dans l'histoire du choléra asiatique.

La maladie de cet employé se serait-elle développée spontanément par une de ces coïncidences fortuites, ou a-t-elle été contractée au contact des passagers, pendant la manipulation des effets par la douane! Les deux suppositions sont ici permises ; mais si l'on adopte la dernière, il faut aussi admettre que le médecin de la compagnie s'est trompé dans son diagnostic et qu'il a eu affaire non à une fièvre pernicieuse, mais à un véritable cas de choléra. Quoi qu'il en soit, le fait que nous signalons ici est de nature, à lui seul, à faire naître bien des doutes dans l'esprit, relativement à l'excellence du règlement de 1850.

Son défenseur officiel déclare, en outre, que les résultats de son application ont été satisfaisants. Est-ce en nous préservant de la peste, qui n'a pas paru en Orient depuis bien longtemps? Mais en ce qui concerne le choléra, on pourrait dire au contraire que cette application a été désastreuse. Elle n'a pas pu nous soustraire à l'épidémie de 1854, et, en 1865, elle a laissé le fléau se promener dans toutes nos grandes cités, tandis que toutes celles qui se sont isolées *au point d'arrivée*, en ont été préservées. Nous osons affirmer que si la peste reparaissait dans le levant, le règlement de 1850, tant prôné par le Commissaire officiel, ne nous en garantirait pas plus qu'il ne nous a garantis du choléra. Nous nous garderions bien de vouloir jeter l'alarme autour de nous, nous qui avons vécu au contraire, jusqu'à ce jour, dans l'espérance que les progrès de l'hygiène publique nous avaient définitivement délivrés du fléau, dont le nom seul faisait frémir notre vieille Intendance sanitaire; mais pourquoi M. le Commissaire du gouvernement lui-même a-t-il réveillé nos anciennes craintes en nous rappelant, dans sa réponse à M. Marie, que l'apparition de la peste orientale a été signalée, il y a quelques années, dans un village de l'Asie-Mineure, à Beuzayn. C'est malgré nous qu'il ramène notre pensée sur ces grandes masses d'hommes, dont la navigation à vapeur inonde annuellement les environs de la Mecque, et qu'il nous oblige à songer à la possibilité d'une nouvelle apparition du fléau oriental. Telle aurait été, dit-on, la crainte manifestée aussi par M. le docteur Aubert Roche, et il est bon de rappeler à ce sujet que, lors de l'expédition d'Egypte, il y avait déjà plus de quarante ans que la peste n'avait paru dans le Levant.

M. de Boureuille doit donc modifier ses affirmations, parce qu'elles sont en désaccord avec les faits cités par la conférence internationale et avec ses conclusions. Provoqué par l'initiative du gouvernement en vue de déterminer la marche du fléau asiatique et d'indiquer les moyens propres à en arrêter la propagation, le rapport de cette conférence doit être considéré, jusqu'à nouvel ordre, comme un véritable code en matière cholérique, quoiqu'il ne semble pas avoir répondu à toutes les espérances. Toute autorité administrative et même médicale doit s'incliner devant ses conclusions. Nous avons eu la douleur de constater que le nouveau règlement de juillet ne les a pas toujours respectées. Aussi, le croyons-nous encore bien insuffisant pour préserver l'Occident de nouvelles invasions cholériques. Comme l'ancien, le nouveau règlement sera frappé d'impuissance, puisque son application reste implicitement subordonnée à l'appréciation d'un agent local, dont l'intelligence et l'activité pourront être souvent mises en défaut, comme nous espérons l'avoir prouvé.

D'ailleurs, ne suffit-il pas à tous ceux qui ont réfléchi sur la portée des conclusions de la conférence internationale, de jeter simplement les yeux sur l'article 9 du décret de juillet, pour qu'il en ressorte encore qu'il ne répond que très incomplètement à tout ce qu'on avait d'abord osé en attendre ? Il est dit, en effet, dans cet article, que : « Lorsque les arrivages ont lieu par des navi-
« res de guerre reconnus sains, ou par des navires prin-
« cipalement installés pour le transport rapide des voya-
« geurs, dont les cales ont été suffisamment aérées pen-
« dant la traversée, qu'il y a à bord un médecin sani-
« taire, commissionné ou en faisant fonction, et qu'il
« n'est survenu aucun fait ou accident de nature à com-
« promettre la santé publique, les passagers et l'agent
« des postes peuvent être admis à libre pratique après
« l'accomplissement des visites et constatations néces-
« saires. »

Nous comprendrions à la rigueur cette exemption en faveur de l'équipage et des passagers d'un navire à voile arrivé après une longue traversée, sans avoir touché terre, lorsqu'un médecin commissionné à déclaré que l'état sanitaire a toujours été satisfaisant. Mais établir une pareille exception pour un transport à grande vitesse, qui reçoit, pour ainsi dire à chaque instant, de nouveaux passagers de tous les points de la côte, alors qu'il est bien prouvé par la commission internationale, dont les conclusions sont à cet égard très formelles, qu'un navire peut porter dans son sein les germes d'une épidémie sans qu'ils s'y manifestent par aucun indice apparent, c'est ce que nous ne pouvons comprendre. Qu'on nous permette de rappeler encore le fait de ces émigrants allemands partis du Havre, en apparence exempts de toute maladie, et qui furent respectés par le choléra jusqu'au 16e jour de la navigation. L'article 9 annule tous les effets du règlement de juillet et nous place, osons le dire, sous un régime plus dangereux peut-être que celui qu'inaugura le règlement de 1850.

Nous concluons, avec la commission de Constantinople, qu'il est aujourd'hui bien démontré pour tout le monde que le choléra prend naissance aux bouches du Gange, qu'il n'existe pas de nos jours aucun autre foyer permanent ou périodique de la maladie, et qu'elle se propage au loin par les masses d'hommes, par la navigation, par les choses. Rien ne saurait mieux établir cette dernière vérité que la marche même du fléau. Tant que nos communications avec l'Inde se sont effectuées par l'Asie centrale et la Russie, le choléra nous est en effet arrivé par le nord. Depuis que de nouvelles voies ont été ouvertes par la mer Rouge et que des moyens rapides de rapprochement ont été mis en usage, il nous vient par l'Egypte. Comme pour accélérer sa marche et exposer l'Europe à de nouveaux dangers, l'industrie contemporaine, qui n'obéit encore qu'à des considérations d'intérêt privé, a entrepris sur une large échelle, depuis l'année 1858, le transport des pélerins musulmans des pays contaminés de l'Indoustan aux rivages de la mer Rouge.

Lorsqu'on voit, en 1865, le choléra rayonner dans toutes les directions de son foyer alexandrin, sur tous les points du littoral méditerranéen, respecter les lieux qui se sont isolés de bonne heure, comment pourrait-on douter de son importation à Marseille, alors même qu'on n'aurait pu en retrouver les traces ? Aussi, quelle signification doit-on attacher au passage suivant du rapport de M. Tardieu, ancien doyen de la faculté de Paris, médecin fort accrédité, membre du comité consultatif d'hygiène publique : « L'enquête la plus minutieuse, les « investigations les plus ardentes et les plus intéressées « n'ont pu arriver à montrer un seul cas avéré de cho-

« léra que l'on pût rattacher d'une manière positive à
« un arrivage déterminé. »

Les mesures proposées par la commission internationale pour protéger le littoral de la Méditerranée sont-
elles restées insuffisantes cette année ? Tout semble l'indiquer ; il était d'ailleurs facile de prévoir qu'il en serait
ainsi. Une rigoureuse interdiction de tous les bords de
la mer Rouge aux provenances de Djedda pouvait seule
assurer à ces mesures toute leur efficacité. Qui oserait
affirmer que cette interdiction a pu être réalisée, et qui
pourrait se promettre qu'elle le sera à l'avenir ? La commission internationale a rempli son devoir, en indiquant
ce qu'il y avait à faire, mais c'est aux gouvernements
occidentaux à en assurer l'exécution.

Tant qu'il n'en sera pas ainsi, et ce moment peut
être encore fort éloigné, les riverains de la Méditerranée
devront considérer l'Egypte comme une terre conta-
minée dès les premiers jours de l'arrivée des pèlerins
hindous à Djedda. Une seule mais rigoureuse garantie
nous paraît devoir suffire aux justes exigences des populations ; c'est que, dès cette époque, toutes les provenances de certaines contrées du Levant soient invaria-
blement frappées d'une quarantaine dont la durée sera

fixée suivant la convenance des cas. Cette interdiction, imposée par tous les gouvernements intéressés , ne cesserait qu'aux approches de la saison froide ; elle pourrait devenir moins sévère lorsque le mois sacré de l'Islam tombe dans nos mois d'hiver.

En combinant cette mesure avec celles qui sont déjà en vigueur, surtout si le chef de notre Intendance sanitaire est autorisé à prendre, sous sa responsabilité, des mesures d'urgence, nous aimons à penser qu'on pourra tenir éloignée de nos ports une maladie avec laquelle on n'a pas assez compté encore.

Vainement prétexterait-on des exigences de la civilisation et des besoins du commerce. La vraie civilisation, celle qui assure nos progrès moraux, n'a rien à redouter de quelques jours de quarantaine qui auraient pour effet de préserver nos populations des perturbations de toutes sortes et du découragement qu'entraînent après elles toutes les épidémies. Le commerce sérieux, celui qui a en vue l'approvisionnement de nos marchés, n'a rien à perdre non plus de quelques jours de retard dans l'arrivée des marchandises ; le jeu et la spéculation pourront seuls en être contrariés. Nous pensons, au contraire, que le véritable progrès, qui ne s'affranchit jamais des prescriptions d'une haute moralité, et surtout l'ordre, si gravement compromis de nos jours, auraient tout à gagner de quelques obstacles capables de contenir cette agitation fébrile, propre à notre époque et qui constitue le principal danger de la situation présente.

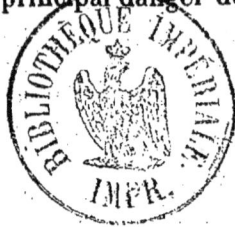

Typ. et Lith. Arnaud, Cayer et Cⁱᵉ, rue Saint-Ferréol, 57, Marseille.

181

.

www.ingramcontent.com/pod-product-compliance
Lightning Source LLC
Chambersburg PA
CBHW070754220326
41520CB00053B/4389